W9-BIW-934

LOS OJOS

EL CUERPO HUMANO

Robert James

Versión en español de Aída E. Marcuse

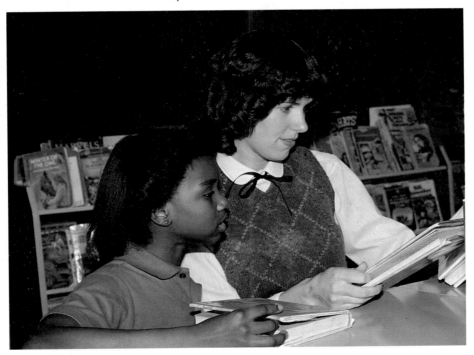

The Rourke Press, Inc.
Vero Beach, Florida 32964

© 1995 The Rourke Press, Inc.

All rights reserved. No part of this book may be reproduced or utilized in any form or by any means, electronic or mechanical including photocopying, recording or by any information storage and retrieval system without permission in writing from the publisher.

FOTOGRAFÍAS:
Todas las fotografías pertenecen a ©Kyle Carter

Catalogado en la Biblioteca del Congreso bajo:

James, Robert, 1942-
    [Los ojos. Español]
    Los ojos. / por Robert James; versión en español de Aída E. Marcuse.
        p. cm. — (El cuerpo humano)
    Incluye índices.
    Resumen: Describe la anatomía del ojo humano e incluye informaciones acerca de los problemas que afectan los ojos, el cuidado de los ojos y los ojos de algunos animales.
    ISBN 1-57103-109-X
    1. Los ojos—Anatomía—Literatura juvenil.   [1. Los ojos. 2. Materiales en idioma español.]
I. Título II. Series: James, Robert, 1942- El cuerpo humano
QM511.J3618 1995
611'.84—dc20
                                     95–318
                                       CIP
                                       AC

Impreso en Estados Unidos de América

ÍNDICE

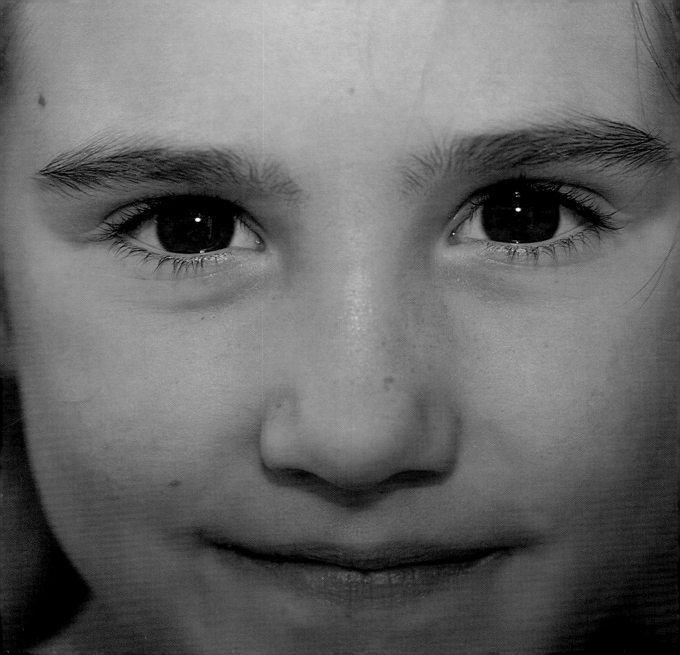

LOS OJOS

Los ojos son el medio más importante que tenemos a nuestra disposición para conocer el mundo que nos rodea. Son los órganos del cuerpo que constituyen el sentido de la vista.

Los ojos también contribuyen a darnos el aspecto que tenemos. Sus cambios de expresión permiten que otras personas sepan qué pensamos o sentimos.

Confiamos en nuestra vista para saber quiénes somos —y adónde vamos—. Sin ella, tendríamos que depender mucho más de los otros sentidos.

Los ojos nos dicen dónde estamos, y les comunican a los demás lo que pensamos y sentimos

LA PARTE EXTERIOR DEL OJO

La parte exterior del ojo es la que vemos cuando miramos a una persona o nos miramos en el espejo. Pero no vemos el globo del ojo, o globo ocular, en su totalidad.

El globo del ojo está alojado en una **cuenca** en el cráneo. La cuenca está formada por el borde inferior de la frente y los pómulos. Ese diseño especial sirve para proteger los ojos.

La parte delantera del ojo está protegida por el párpado, una membrana delgada de piel que sube y baja, como una persiana.

El párpado actúa como una tapa, y las pestañas resguardan el ojo de las basuras y los objetos pequeños

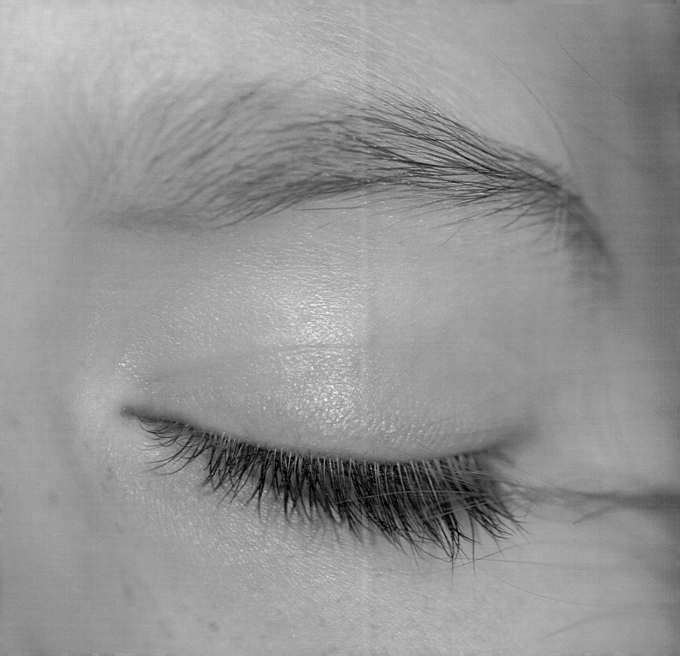

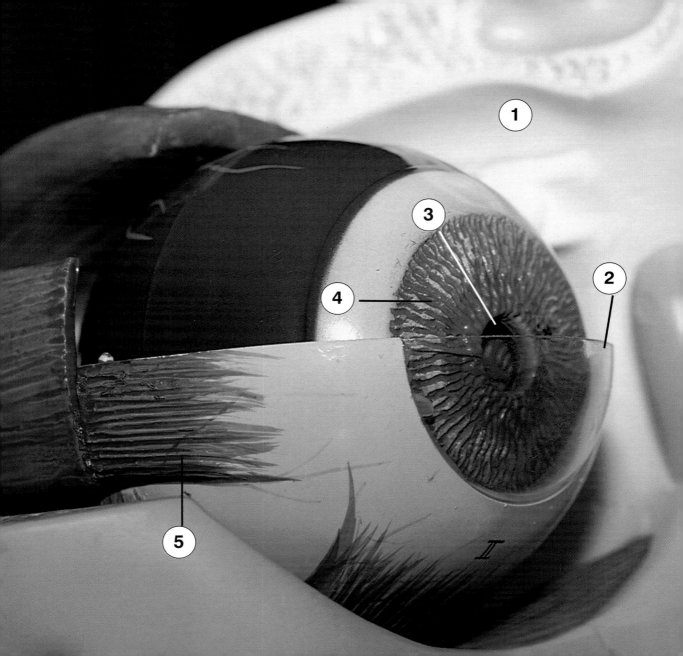

LAS PARTES DE LOS OJOS

El ojo está hecho de muchas partes importantes, que trabajan todas juntas. La **córnea**, por ejemplo, es una capa transparente de tejido que recubre el **iris**.
La córnea permite que los rayos de luz entren en el ojo.

El iris es la parte del ojo que tiene color. En el centro del iris hay una abertura redonda, llamada **pupila**. La pupila se abre y se cierra de acuerdo a la cantidad de luz que recibe. Cuando hay poca luz, la pupila se agranda.

1. Hueso
2. Córnea
3. Pupila
4. Iris
5. Músculos oculares

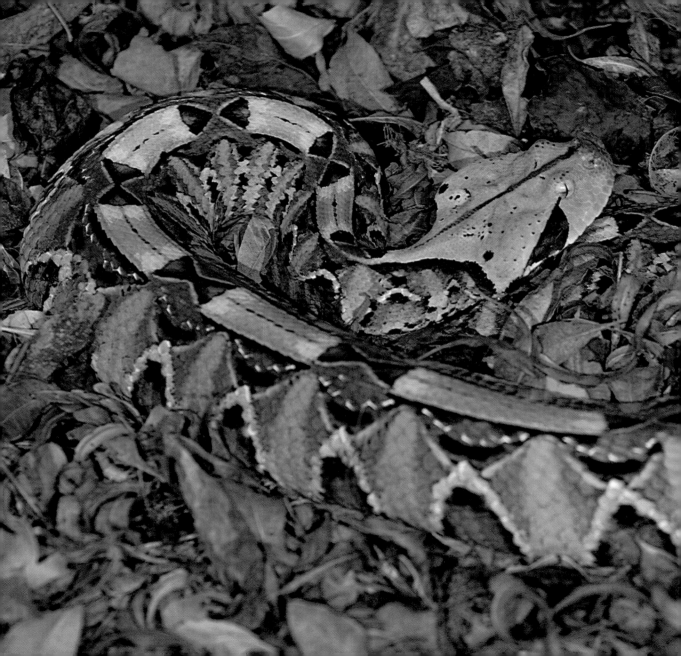

CÓMO TRABAJAN LOS OJOS

Los ojos tienen muchas partes más. Una de las partes interiores, la **retina**, transforma los rayos de luz en señales eléctricas y las envía al cerebro. El cerebro las procesa de inmediato, y las convierte en las imágenes que vemos a nuestro alrededor.

Es decir: los ojos no ven por sí mismos. Lo que hacen, es recibir la luz de los objetos y enviarla al cerebro. Cuando está totalmente oscuro, los ojos no pueden ver nada.

Las señales que la retina envía al cerebro nos permiten ver imágenes de lo que nos rodea —y distinguir una serpiente peligrosa de un inofensivo montón de hojas—

11

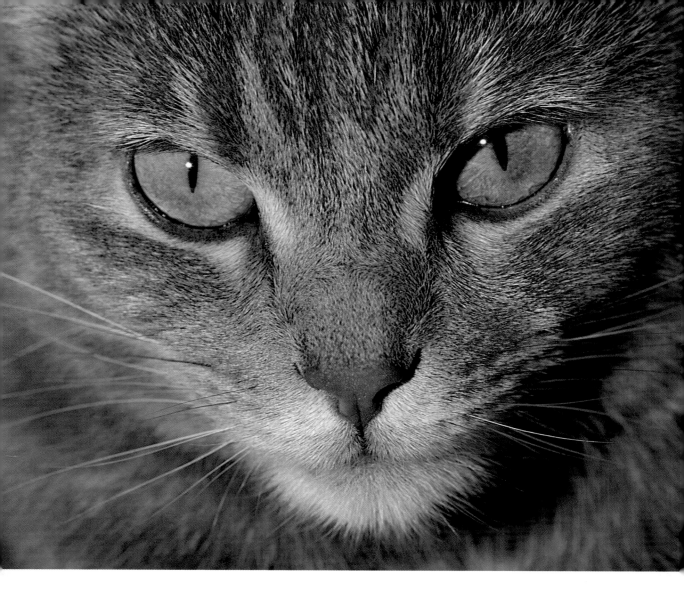

*Los ojos de los gatos ven mejor que los nuestros cuando
hay poca luz, pero no en la brillante luz del día*

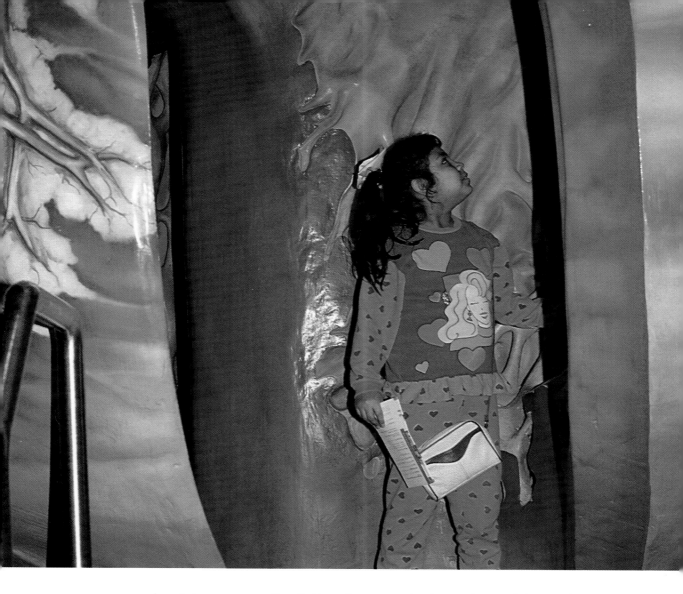

La vista nos permite distinguir y apreciar los colores del mundo

EL COLOR DE LOS OJOS

¡Cuántas canciones se escribieron sobre la hermosura de los ojos, ya fueran marrones, verdes, negros o azules!

El color de los ojos determina en cierta medida nuestro aspecto, pero no tiene importancia en lo que se refiere a nuestra visión. Solamente algunas personas, que tienen los ojos de un extraño color rosado grisáceo, no ven bien.

Pero el color de los ojos está relacionado con su sensibilidad a las luces fuertes. Los ojos oscuros absorben mayores cantidades de luz que los ojos claros, y son menos sensibles a la luz del sol.

14

El color de los ojos tiene poco que ver con su capacidad para ver —es la misma, ya sean marrones, negros o azules —

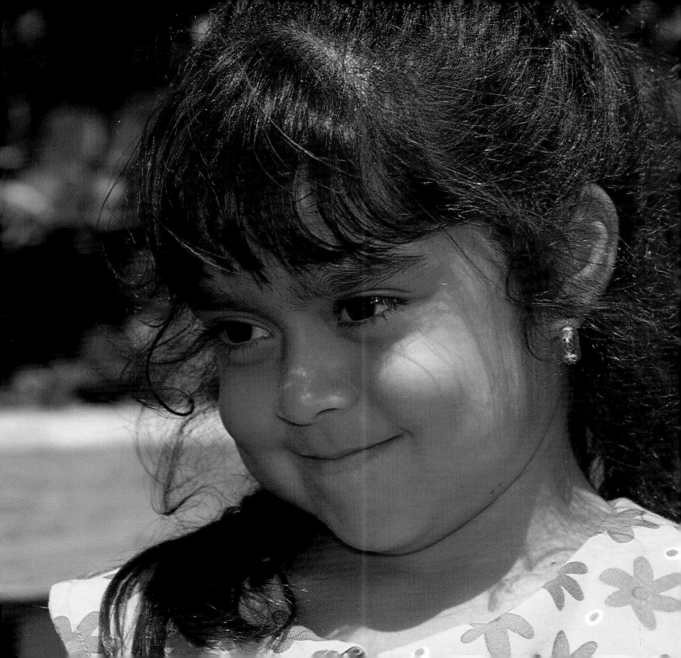

PROBLEMAS QUE AFECTAN LOS OJOS

Como los demás órganos del cuerpo, los ojos pueden enfermarse, lastimarse, o no ser perfectos.

Uno de los problemas más comunes que los afectan, es la forma del globo ocular. El ojo trabaja mejor cuando es casi perfectamente redondo. Pero casi nunca lo es.

Un globo ocular algo alargado, por ejemplo, es causa de miopía. La persona miope ve con claridad los objetos cercanos, que puede enfocar bien. Pero ve borrosos los objetos que están más lejos.

Los lentes y los lentes de contacto permiten que las personas que sufren de presbicia o hipermetropía puedan enfocar los objetos cercanos

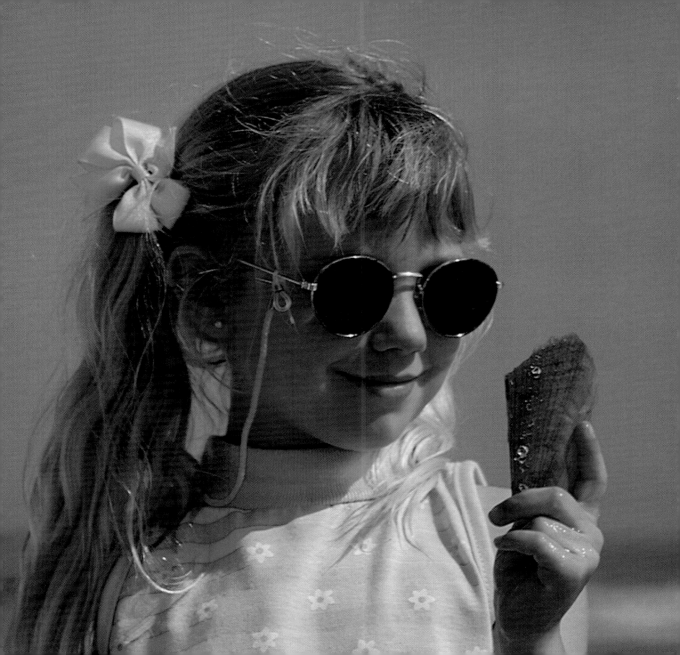

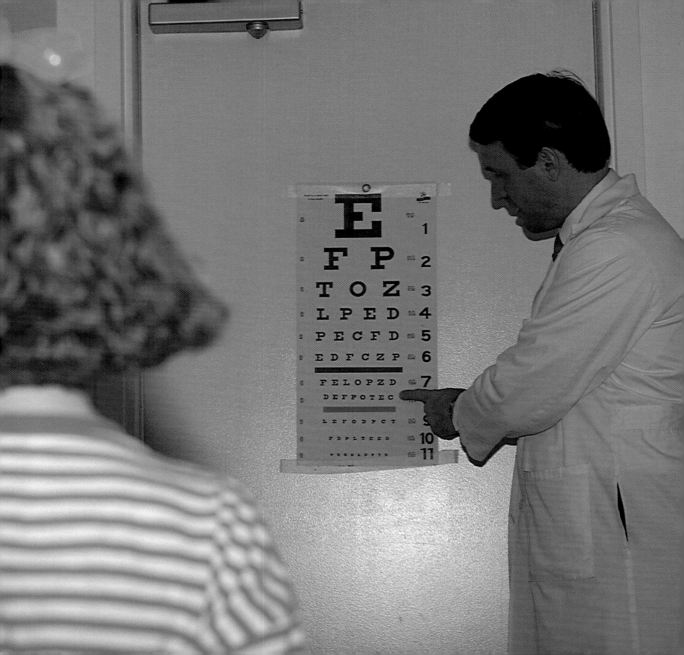

REMEDIOS A LOS PROBLEMAS DE LOS OJOS

Muchos de los problemas de los ojos, como la miopía, se solucionan usando lentes o lentes de contacto. Los lentes de contacto son parecidos a los lentes comunes, pero mucho más pequeños y livianos. Son de plástico, y en realidad, flotan en el líquido —las lágrimas— del ojo.

Los oculistas examinan la visión de las personas, prescriben lentes cuando son necesarios y tratan de detectar las enfermedades del ojo, como el **glaucoma**. Muchos de ellos son **cirujanos**, o sea, están capacitados para realizar operaciones en los ojos.

Un oculista utiliza un cartel en la pared para examinar los ojos de esta niña

EL CUIDADO DE LOS OJOS

Una de las mejores maneras de cuidar tus ojos, es hacer que un oculista los examine cada pocos años. Si notas algún problema, ve a verlo de inmediato.

Algunos de los problemas más comunes de los ojos son la picazón, el no ver bien, ya sea de cerca o de lejos, ver doble, o ver halos alrededor de las luces.

En días de sol muy fuerte, protege tus ojos usando anteojos oscuros.
Y si trabajas con objetos que pueden romperse y volar hacia tu cara, usa lentes protectores irrompibles.

El escudo transparente que forma parte de su casco, protege los ojos del motociclista sin impedirle ver lo que lo rodea

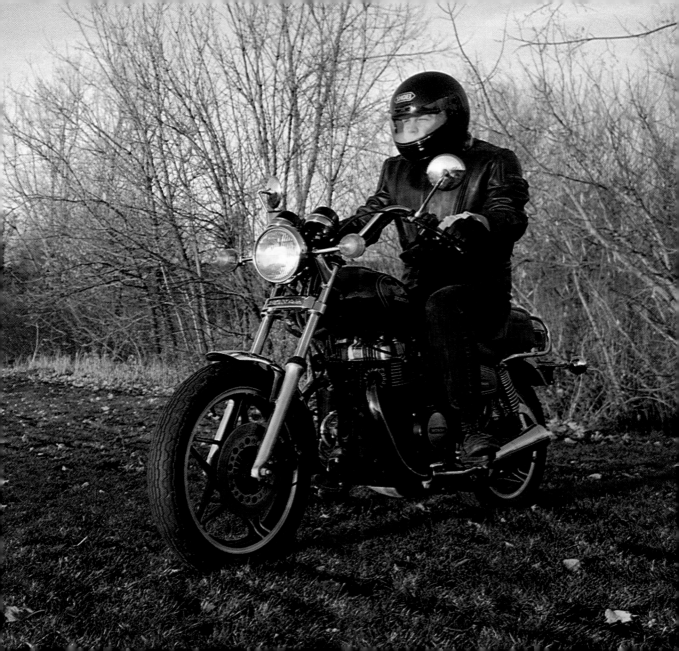

LOS OJOS DE LOS ANIMALES

¿Cambiarías tus ojos por los de un animal? Probablemente no.

Muchos animales, aún los menos complicados, distinguen la luz de la oscuridad, pero no pueden ver imágenes. Otros ven bastante bien —pero no distinguen los colores—.

Los ojos de los gatos ven mejor que los nuestros cuando hay poca luz. Pero a la luz del día, los nuestros ven mejor.

Los animales que ven mejor en el reino animal, son las águilas. ¡Tienen una vista muy aguda y penetrante!

Glosario

cirujano (ci-ru-ja-no) — médico que realiza operaciones, es decir, cirugía

córnea (cór-nea) — parte transparente del globo ocular que cubre el iris y la pupila

cuenca (cuen-ca) — abertura o cavidad en la que algo se encastra, como el globo del ojo

glaucoma (glau-co-ma) — enfermedad del ojo que causa la pérdida gradual de la visión

iris (i-ris) — parte del ojo que tiene color

pupila (pu-pi-la) — abertura redonda en el iris del ojo

retina (re-ti-na) — parte del ojo que recibe las imágenes y las envía al cerebro

ÍNDICE ALFABÉTICO